AF152407

BEI GRIN MACHT SICH IHR WISSEN BEZAHLT

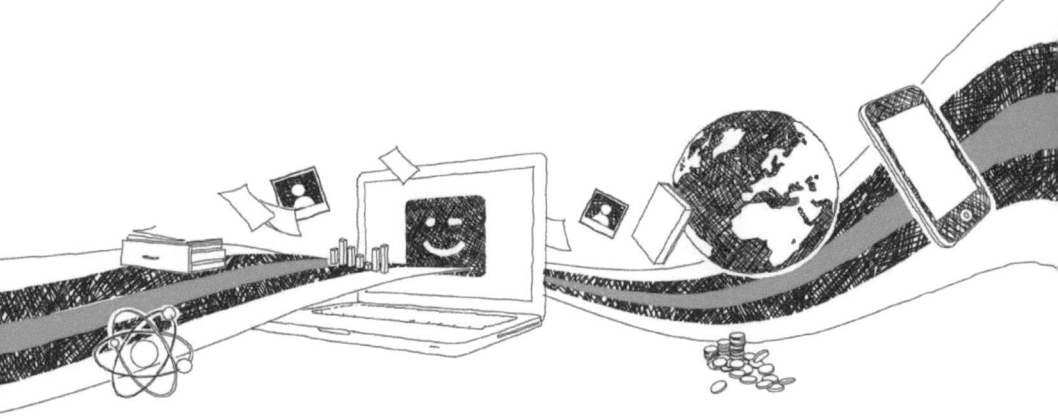

- Wir veröffentlichen Ihre Hausarbeit,
  Bachelor- und Masterarbeit

- Ihr eigenes eBook und Buch -
  weltweit in allen wichtigen Shops

- Verdienen Sie an jedem Verkauf

Jetzt bei www.GRIN.com hochladen
und kostenlos publizieren

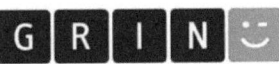

Uwe Schwender

Die Komplexe Physikalische Entstauungstherapie

GRIN Verlag

Bibliografische Information der Deutschen Nationalbibliothek:

Die Deutsche Bibliothek verzeichnet diese Publikation in der Deutschen National-
bibliografie; detaillierte bibliografische Daten sind im Internet über http://dnb.d-
nb.de/ abrufbar.

Impressum:

Copyright © 2001 GRIN Verlag GmbH
Druck und Bindung: Books on Demand GmbH, Norderstedt Germany
ISBN: 978-3-638-64691-8

Dieses Buch bei GRIN:

http://www.grin.com/de/e-book/20981/die-komplexe-physikalische-entstauungsthe-
rapie

Martin - Luther - Universität

Halle / Wittenberg

Belegarbeit: Die Komplexe Physikalische Entstauungstherapie

Uwe Schwender

20.01.2002

2

Gliederung

3

0   Abkürzungsverzeichnis

BKD	– Blutkapillardruck
euD	– effektiver ultrafiltrierender Druck
ID	– Interstitieller Druck
KOD_i	– kolloidosmotischer Druck im Gewebe
KOD_p	– kolloidosmotischer Druck im Plasma
KPE	– Komplexe Physikalische Entstauungstherapie
Ln.	– Lymphonodus
Lnn.	– Lymphonodi
ML	– Manuelle Lymphdrainage
Pt	– Physiotherapeut
ZNS	– Zentralnervensystem

1 Historische Entwicklung und Bedeutung der manuellen Lymphdrainage und der physikalischen Ödemtherapie

Seit den letzten zwei Jahrzehnten nimmt die Manuelle Lymphdrainage bei Behandlungen des Lymphödems im Bereich der physikalischen Therapie eine Führungsrolle ein.
Bereits im Jahre 1892 entwickelte der englische Chirurg Winiwater ein Therapiekonzept für ödematöse Schwellungen. So empfahl er für die Stauungsgebiete Massage mit nachfolgender Kompression, wobei die damaligen Griffe nicht im Geringsten mit der heutigen Technik der manuellen Lymphdrainage zu vergleichen sind.
Die Grundlagen der heutigen manuellen Lymphdrainagetherapie und physikalischen Ödemtherapie gehen zurück auf Dr. Vodder und Dr. Asdonk. Im Jahre 1932 entwickelte der dänische Philologe Dr. Emil Vodder (1896-1986) die manuelle Lymphdrainage unter der Berücksichtigung der Spezifik des Lymphgefäßsystems und versuchte diese beim Krankheitsbild des "Lymphatismus" anzuwenden. Mit seinen Behandlungen, die damals noch als „Lymphknotenmassage" bezeichnet wurden, versuchte er die Immunitätslage seiner Patienten zu verbessern. Dieses gelang ihm so gut, dass er seine Therapie weiter entwickelte und schließlich 1936 in Paris veröffentlichte. Leider wurde er damals als medizinischer Laie nicht ernst genommen und die Möglichkeiten zur Ödembehandlung nicht erkannt. Somit wurde er als Außenseiter abgelehnt. Daraufhin wandte sich Vodder zunehmend der Hauttherapie, besonders der Kosmetik, zu und führte dort seine Lymphdrainageausbildungskurse durch.
In den sechziger Jahren konnte durch Asdonk, Casley-Smith, Földi, Gregel, Kuhnke und Mislin die Lymphdrainage auf Grund von wissenschaftlichen Meßmethoden und Untersuchungsergebnissen in ihrer Wirksamkeit bestätigt und bewiesen werden. Im Laufe der Zeit kam es durch neue Erkenntnisse zur Verfeinerung der Behandlungsmethoden.
Seit vielen Jahren zählt sie bei den Krankenkassen als anerkanntes Behandlungskonzept in der Ödemtherapie. Auf Grund dessen übernehmen die Kassen die Finanzierung der Therapie vollständig (Földi/Kubik 1989, VII-IX Vorwort).
Um die Behandlungstechniken der manuellen Lymphdrainage durchführen zu können, ist eine 4-wöchige Weiterbildung erforderlich. In diesen Kursen erlernen Physiotherapeuten und Masseure die Techniken der ML. Dabei handelt es sich um eine leichte kreisförmige Oberflächenmassage, die mit unterschiedlichen Duckintensitäten ausgeführt werden kann. Im medizinischen Bereich kommen dabei noch verschiedene Ödemgriffe zur Anwendung.
Die enorme Bedeutung der Lymphdrainage kommt durch den dokumentierten Behandlungserfolg von Professor Földi zum Ausdruck. Zu Beginn der 80er Jahre gelang es Professor Földi mit der Methode der komplexen physikalischen Entstauungstherapie eine Patientin, die von den meisten Ärzten bereits als hoffnungsloser Fall abgeschrieben war, zu therapieren. Damit wurde die Manuelle Lymphdrainage bei der Ärzteschaft als Mittel zur Behandlung von Lymphödemen anerkannt und die Behandlungstechniken der KPE konnten sich weltweit durchsetzten (Földi/Stößenreuther 2000, Vorwort). Anhand der Bilder 1 und 2 erkennt man sofort die Erfolgschancen dieses Therapieverfahrens.

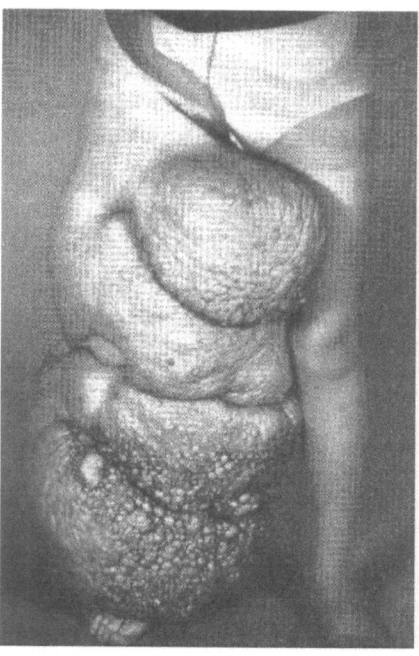
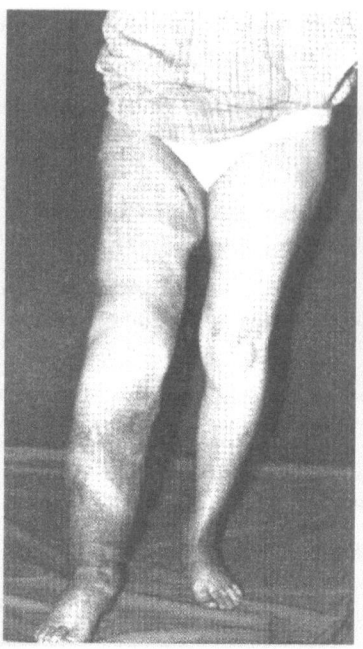

Bild 1

Das Foto zeigt eine besonders schwere
Form des Lymphödems, die Elephantiasis.
Im Alter von 18 Jahren begann bei der
Patientin sich ein Lymphödem zu
entwickeln. Da über 20 Jahre lang keine
Therapie durchgeführt wurde, kam es zur
progressiven Verschlechterung des
Krankheitsbildes. Der Oberschenkel-
umfang betrug schließlich 118 cm, dadurch
kam es zu einer Gehunfähigkeit und
starken Einschränkungen im täglichen
Leben der Patientin. Als weitere
Komplikationen kamen schwere
fieberhafte Entzündungen (Erysipele),
Pilzinfektionen und die ständige Gefahr
einer lebensbedrohlichen Sepsis hinzu.

(Földi/Földi 1991, 17-22)

Bild 2 (Földi/Földi 1991,19)

Durch eine internistische Behandlung
und anschließende komplexe
physikalische Entstauungstherapie
(KPE) konnte die elephantiastische
Form des Lymphödems weitestgehend
beseitigt werden. Proliferiertes Gewebe
bildete sich zum größten Teil zurück.
Die Patientin wurde nach Abschluss der
ersten Behandlungsphase mit einem
abgemessenen Kompressionsstrumpf
und Manueller Lymphdrainage
versorgt. Damit gelang es den
Behandlungserfolg auf Dauer zu
sichern und die Arbeitsfähigkeit der
Patientin wieder herzustellen.

2 Anatomie und Physiologie des Lymphgefäßsystems

2.1 Anatomische Grundlagen

Das Lymphgefäßsystem ist kein Kreislauf. Der Transport der Lymphe erfolgt nur in eine Richtung – von peripher nach zentral. Er beginnt im Interstitium und endet im rechten bzw. linken Venenwinkel. Die Lymphgefäße haben eine Eigenmotorik zum Transport der Lymphe, die durch die Muskelpumpe, die Atmung, aktive und passive Bewegungen und die Arterienpulsation unterstützt werden. Der Gefäßverlauf im Lymphsystem ist nicht durchgängig, sondern es sind immer wieder Lymphknoten als „Filter" zwischengeschaltet.

75 % des Blutes befindet sich im venösen, 25 % im arteriellen System. 10 % des venösen Blutes wiederum wird durch das Lymphgefäßsystem entsorgt.
Sämtliche Organe des Körpers verfügen über Lymphgefäße, nur das ZNS bildet eine Ausnahme. Die hier bestehenden lymphatischen Drainageverhältnisse sind noch unklar (Földi/Kubik 1989, 1-5).

Die Lymphgefäße von ihrem Ursprung im Interstitium bis zur Mündung in die Halsvenenwinkel heißen:

1. prälymphatische Kanäle
2. initiale Lymphgefäße
3. Präkollektoren
4. Kollektoren
5. regionäre Lymphknoten
6. Lymphstamm
7. Ductus, z.B. Milchbrustgang

2.1.1 Prälymphatische Kanäle

Die prälymphatischen Kanäle werden durch kleine Spalten im Interstitium gebildet. Sie besitzen keinerlei Wandstruktur.
Ihre Aufgabe ist es, die interzellulare Flüssigkeit zu sammeln, bevor sie in die Lymphkapillare einströmt.

2.1.2 Initiales Lymphgefäß

Die initialen Lymphgefäße bestehen aus Kapillaren und Präkollektoren. Beide haben eine resorbierende Funktion.

Die Lymphkapillaren bilden ein feinmaschiges, den gesamten Körper überziehendes, klappenloses Gefäßsystem. Sie ragen mit fingerförmigen Ausstülpungen in das lockere Bindegewebe der Haut bzw. Schleimhaut hinein und liegen dicht bei den Blutkapillaren. Lymphkapillare bestehen aus sich überlappenden Endothelzellen, einer lückenhaften Basalmembran und Ankerfasern, welche die Lymphgefäße im Raum verankern. Durch erhöhten Druck weicht das Bindegewebe auseinander und die schwingenden Zipfel öffnen sich. Dadurch kann Gewebsflüssigkeit aufgenommen werden – Lymphe wird gebildet.

8

Da die Lymphkapillaren keine Klappen im Gefäßinneren besitzen, kann die Flüssigkeit in alle Richtungen fließen. Lymphkapillaren können sich je nach Bedarf für die interstitielle Flüssigkeit öffnen und schließen. Im Vergleich zu den Blutkapillaren besitzen die Lymphkapillaren ein weiteres, aber oft unregelmäßiges Gefäßlumen. Der größte Unterschied besteht darin, dass die Lymphkapillaren auch großmolekulare Stoffe wie Eiweiße aufnehmen können.

Die Präkollektoren nehmen eine Mittelstellung zwischen Lymphkapillare und Kollektor ein. Sie dienen als Leitgefäß zum Kollektor und sind in großen Teilen ebenfalls resorptionsfähig und tragen bereits Klappen. In manchen Abschnitten findet man glatte Muskelzellen im Wandaufbau (Földi/Kubik 1989, 2).

2.1.3 Kollektoren

Die Kollektoren sind wichtige Transportgefäße und führen die Lymphe zu den Lymphstämmen. Regionäre Lymphknoten sind auf diesem Weg als Filterstation dazwischengeschalten. Kollektoren haben einen Durchmesser von 0,5-2 mm und besitzen in regelmäßigen Abständen (0,6-2cm) Klappen. Der Lymphgefäßabschnitt zwischen zwei Klappen wird als Lymphangion bezeichnet. Dieses Lymphangion hat eine Eigenmotorik, die Lymphangiomotorik. Unter Ruhebedingungen beträgt die Frequenz der Lymphangion-pulsation von Schritmachern, welche sich in der Nähe der distalen Lymphangionklappe befinden, etwa 10-12 pro Minute. Damit kann die Lymphangiomotorik auch als Herzschlag des Lymphgefäßsystems betrachtet werden. In der Kontraktionsphase (Systole) ist dabei die distale Klappe geschlossen und die proximale geöffnet. In der Erschlaffungsphase (Diastole) ist die proximale Klappe geschlossen und die distale geöffnet. Bei Insuffizienz der Klappen kommt es zum Reflux von Lymphflüssigkeit.
Das Lymphangion ist durch die glatte Muskulatur in der Gefäßwand in der Lage bei vermehrt einströmender Lymphe mit häufigeren und kräftigeren Kontraktionen zu reagieren. Das Maximum der Arbeitsleistung des Lymphangions liegt bei etwa 8mm Hg intralymphvaskulärem Druck. Temperatur, Muskelpumpe, Arterienpulsation, Gelenkspiel, vegetatives Nervensystem, Gewebshormone, Atmung und die Manuelle Lymphdrainage haben einen Einfluss auf die Angiomotorik.
Der Gefäßwandaufbau der Kollektoren ähnelt dem der Venen. Die innere Schicht (tunica intima) besteht aus Endothelzelen und einer Basalmembran. In der Mitte (tunica media) sind glatte Muskelzellen zu finden. Lockeres kollagenes Bindegewebe bildet die äußere Schicht (adventitia) (Földi/Stößenreuther 2000, 4-6).
Je nach Lage unterscheidet man oberflächige, tiefe oder viscerale Kollektoren.
Die oberflächigen Kollektoren befinden sich im Fettgewebe der Unterhaut und drainieren Cutis und Subcutis.
Muskeln, Bänder, Gelenke und Knochen werden durch tiefe Kollektoren drainiert. Der Durchmesser der tiefen Kollektoren ist meist etwas größer als der der oberflächig liegenden.
Die visceralen Kollektoren verlaufen entlang der zugehörigen Organarterien.
Oberflächige und tiefe Kollektoren stehen mit zahlreichen Querverbindungen in Kontakt. Der Flüssigkeitsstrom ist dabei von der Ticfc zur Oberfläche gerichtet.
Kollaterale verbinden den distalen mit dem proximalen Bereich eines Hauptkollkektors.
Anastomosen überbrücken Areale zwischen gleich- oder verschiedenartigen Gebieten.
An den Extremitäten ist der Verlauf der Kollektoren parallel, am Rumpf sternenförmig zu den Achsel- und Leistenlymphknoten (Földi/Kubik 1989, 4-8).

9

2.1.4 Lymphknoten (Lymphonodi)

Der Mensch besitzt etwa 600-700 Lymhknoten. Ihre Länge kann zwischen 2 und 30 mm variieren und ihre Form ist meist bohnen- oder nierenförmig. Die äußere Schicht der Lymhonodi wird durch eine straffe Bindegewebskapsel gebildet. Lymphflüssigkeit wird durch mehrere aufsteigende Gefäße (vasa afferentia) dem Lymphknoten zugeführt. Über den Lymphhilus verlassen die ableitenden Gefäße (vasa efferentia) den Lymhknoten.

Die regionären Lymphknoten sind in der Regel die Sammelstellen für die jeweiligen territorialen Abflussgebiete oder für die Entsorgung eines bestimmten Organs zuständig. Ihre Aufgabe als Filterstation von Bakterien und malignen Tumorzellen kommt besondere Bedeutung zu. Die wichtigsten Lymphknotengruppen sind im Bild 3 dargestellt.

Fast die Hälfte aller Lymphknoten befindet sich in der Rachen-Hals-Region, um dort Erreger, die mit der Atemluft oder Nahrung eindringen, abzufangen. Dies gelingt den Lymphknoten durch die Produktion von Lymphozyten. Eine weitere Aufgabe besteht in der Regulierung des Proteingehalts der Lymphe (Földi/Stößenreuther 2000, 8-14).

Regionale Lymphknoten stellen oft die erste „Reinigungsstation" im Lymphabfluß dar. Das Sammelgebiet, für das eine bestimmte Lymphknotengruppe zuständig ist, wird auch Tributargebiet genant. Als Beispiel dafür sammeln die inguinalen Lymphknoten die Lymphe der Beine, der Gluteaen, der Haut des Unterbauches, der äußeren Genitalien und der Lende.

Das Einhalten von einer Reihenfolge im Abfluss durch Primär-, Sekundär- oder Tertiärlymphknoten kann durch Anastomosen- bzw. Kollateralbildung übersprungen werden. Im Normalfall sind Lymhonodi nicht tastbar, da sie in das Fettgewebe des Menschen eingebettet sind. Vergrößerte und deutlich palpierbare Lymphknoten können ein pathologisches Zeichen für eine Entzündung im Tributargebiet oder aber auch ein Anhaltspunkt für maligne Entartung sein. Bei Leistungssportlern sind vergrößerte Lymphonodie nur selten ein Hinweis auf pathologische Erkrankungen, vielmehr sind sie Zeichen der Adaptation (Földi/Kubik 1989, 17-25).

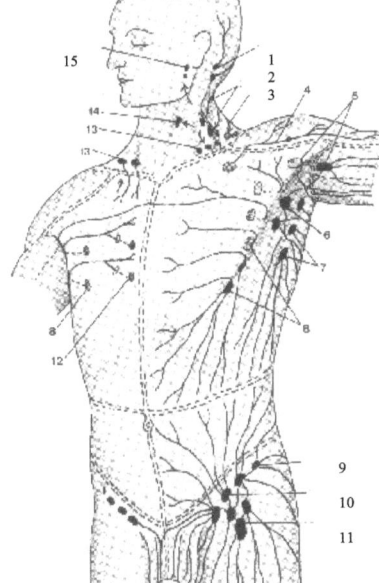

Bild 3: (Földi/Kubik 1989,18)
Verlauf der afferenten Lymphgefäße und die regionalen Lymphknoten der Körperterritorien. Die punktierten Linien markieren die Wasserscheiden.
1 Lnn. Occipitales
2 Nackenlymphgefäße (Akzessoriuskette)
3 Nackenlymphgefäße (Lnn. subtrapezoidei)
4 Deltoid-Bündel
5 Lnn. axillares laterale
6 Lnn. axillares centrales
7 Lnn. subscapulares
8 Lnn. pectorales
9 Lnn. inguinales superficiales superolaterales
10 Lnn. inguinales superomediales
11 Lnn. inguinales inferiores
12 Lnn. parasternales
13 Lnn.supraclaviclares
14 Lnn. jugularis externus
15 Lnn. preauriclares

2.1.5 Lymphstämme (trunci lymphatici)

Die Lymphstämme (Bild 4) sind die nächstgrößere anatomische Struktur im Vergleich zum Kollektor. Sie nehmen die Flüssigkeit aus den inneren Organen, den Extremitäten und den entsprechenden Rumpfanteilen auf und münden in den venösen Blutkreislauf.
Der Truncus lumbalis dexter und Truncus lumbalis sinister entsorgen die untere Extremität und den zugehörigen Rumpfquadranten. Beide münden zusammen mit dem Truncus (gastro-) intestinalis, der die Lymphe der Darmeingeweide entsorgt, über die Cisterna chyli zum Ductus Thoracicus.
Der Ductus thoracicus (Milchbrustgang) ist der größte Lymphstamm unseres Körpers. Sein Durchmesser beträgt etwa 2-5 mm und seine Länge kann von 36-45 cm variieren. Der Milchbrustgang entspringt etwa in Höhe des 1. Lendenwirbels und mündet in den linken Venenwinkel. Die Lymphflüssigkeit der beiden unteren Körperquadranten (unterhalb des Diaphragmas) und des linken oberen Körperviertels fließen in den Ductus thoracicus ein.
Für die obere Körperhälfte ergeben sich 3 zentrale Lymphstämme.
Der Truncus jugularis drainiert die Lymhknoten der Kopf- und Halsregion; der Truncus subclavius nimmt die Lymphe aus dem oberen Rumpfquadranten und dem Arm über die axillären Lymphknoten auf; und schließlich der Truncus bronchomediastinalis, der die Lymphe aus Bronchien und Lunge befördert.
Auf der linke Seite vereinigen sich diese drei Lymhstämme und münden, wie bereits oben erwähnt, in den Ductus thoracicus. In der rechten oberen Körperhälfte bilden diese drei Lymhstämme kurz vor dem Einmünden in den rechten Venenwinkel den Ductus lymphaticus dexter (Földi/Kubik 1989, 8-13).

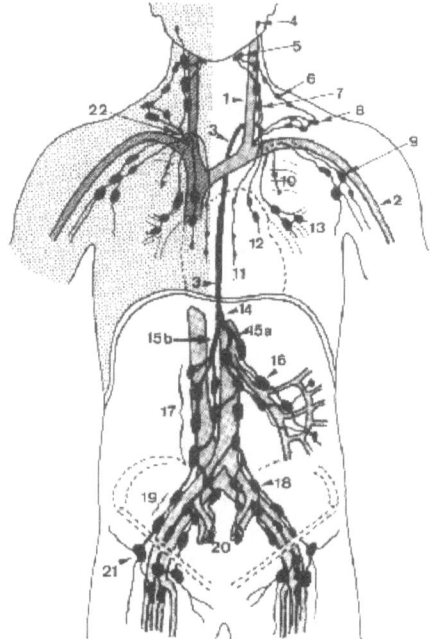

Bild 4: (Földi/Kubik 1989,13)
Lymphstämme und Knotengruppen
der Körperquadranten
1 Vena jugularis interna sinistra
2 Vena subclavia sinistra
3 Ductus Thoracicus
4 Lymphonodi parotidei
5 Lymphonodi submandibulares
6 Lymphonodi comitantes
7 Lymphonodi jugulares interni /
Truncus jugularis
8 Lnn. supraclaviculares / Truncus
supraclavicularis (sinister)
9 Lnn. axillares / Truncus subclavius
(sinister)
10 Lnn. intercostales
11 Lnn. parasternales
12 Lnn. Mediastinales anteriores
13 Lnn. tracheobronchiales
14 Cisterna chyli
15a Truncus lumbalis sinister
15b Truncus lumbalis dexter
16 Lnn. mesenterici
17 Lnn. lumbales
18 Lnn. iliaci communes (sinister)
19 Lnn. iliaci externi (dexter)
20 Lnn. iliaci interni
21 Lnn. inguinales
22 Ductus lymphaticus dexter

2.1.6 Wasserscheiden

Lymphgefäßarme Zonen separieren die Tributargebiete der unterschiedlichen Lymphknotengruppen voneinander. Diese Zonen werden deshalb als lymphatische Wasserscheide bezeichnet und sind im Bild 3 als gestrichelte Linie dargestellt. In Bauchnabelhöhe treffen sich die senkrechte und waagerechte Wasserscheide. Dadurch entstehen vier Körperquadranten.
Die lymphatischen Wasserscheiden bilden jedoch keine unüberwindbare Barriere, da sie durch prälymphatische Kanäle überbrückt werden. Zum Beispiel wird bei einem auftretendem Lymphödem nach Brustkrebsbehandlung die lymphatische Wasserscheide durch die Ausbildung von Anastomosen und Kollateralkreisläufen überwunden und ein Lymphabfluss zu benachbarten Tributargebieten hergestellt (Földi/Stößenreuther 2000, 12).

2.2 Physiologische Grundlagen

2.2.1 Aufgaben des Lymphgefäßsystems

Ein gut funktionierendes Lymphgefäßsystem ist Voraussetzung für ein optimales Zusammenspiel der einzelnen Körperkreisläufe. Hauptaufgabe ist die Aufnahme und der Rücktransport des interstitiellen Eiweißes.
10 % des physiologischen Kapillarfiltrats wird über die Lymphe dem venösen Blutsystem rückgeführt.
Darüber hinaus ist das Lymphgefäßsystem mit Hilfe seiner Sicherheitsventilfunktion für den Ausgleich von Schwankungen im Gleichgewicht von Filtration und Resorption im Kapillarbereich (Starlingsches Gleichgewicht) durch Aufnahme von überschüssiger interstitieller Flüssigkeit zuständig.
Schließlich übernimmt das Lymphgefäßsystem Aufgaben in der körpereigenen Abwehr.
Lymphpflichtige Lasten sind alle Substanzen, die sich im Interstitium ansammeln und von dort ausschließlich über das LGS abtransportiert werden müssen (Földi/Kubik 1989, 194-198).

Man unterscheidet: a) lymphpflichtige Eiweißlast
　　　　　　　　　　 b) lymphpflichtige Wasserlast
　　　　　　　　　　 c) lymphpflichtige Zelllast
　　　　　　　　　　 d) lymphpflichtige Fettlast

a) Alle Eiweiße, die in das Interstitium gelangt sind, können dieses nur auf dem Lymphweg wieder verlassen. Dies ist die Hauptaufgabe des LGSs. Auch körperfremdes Eiweiß, z.B. durch Impfungen, wird auf dem Lymphweg abtransportiert.
Eine Insuffizienz des LGSs führt also auch zum Rückstau von Eiweißmolekülen im Interstitium. Dies führt dann zu sekundären Gewebsveränderungen beim eiweißreichen Ödem: Fibrosierung und Sklerosierung von Haut und Unterhautgewebe führt möglicherweise zur Bildung eines Ulcus (Földi/Kubik 1989, 198).

b) Die lymphpflichtige Wasserlast entspricht dem Nettoultrafiltrat. Unter physiologischen Ruhebedingungen dient sie als Lösungsmittel für die Eiweißkörper (Földi/Kubik 1989,199).

c) Die lymphpflichtige Zelllast besteht aus:
Blutzellen — rote und weiße Blutzellen
pathogene Keime — Bakterien, Viren, Pilze (die Immunantwort erfolgt im Lymphknoten)
Krebszellen (werden abgetötet)

12

Farbstoffteilchen von Tätowierungen (Földi/Kubik 1989, 199)

d) Die lymphpflichtige Fettlast betrifft die Chylusgefäße (Lymphgefäße des Dünndarms). Die Darmepithelzellen resorbieren Fette aus der Nahrung. Kleinmolekulare, kurz- und mittelkettige Fette können dann direkt von den Blutkapillaren aufgenommen werden. Als Chylomikrone bezeichnet man großmolekulare langkettige Fette, die von einem Eiweißmantel umhüllt werden. Sie werden aus den Darmepithelzellen ins Interstitium des Darms ausgestoßen und über die Lymphkapillaren der Zotten resorbiert. Über Chylusgefäße gelangen sie zur Cisterna chyli. Dort vermischen sie sich mit klarer Lymphe, was die milchige Farbe der Lymphe im Ductus thoracicus erklärt (Földi/Kubik 1989, 200).

2.2.2 Starlingsches Gleichgewicht

Der Blutdruck, der in der Aorta etwa 100 mm/Hg beträgt, nimmt zum Kapillargebiet stetig ab. Der arterielle Blutdruck wird durch die präkapillaren Arterieolen so stark reduziert, dass er auf der arteriellen Blutkapillare nur noch etw 30 mm/Hg beträgt. Da die Blutkapillaren sehr eng sind, also einen hohen Widerstand besitzen, reduziert sich der Druck bis zum venösen Kapillarende weiter auf etwa 15 mm/Hg.

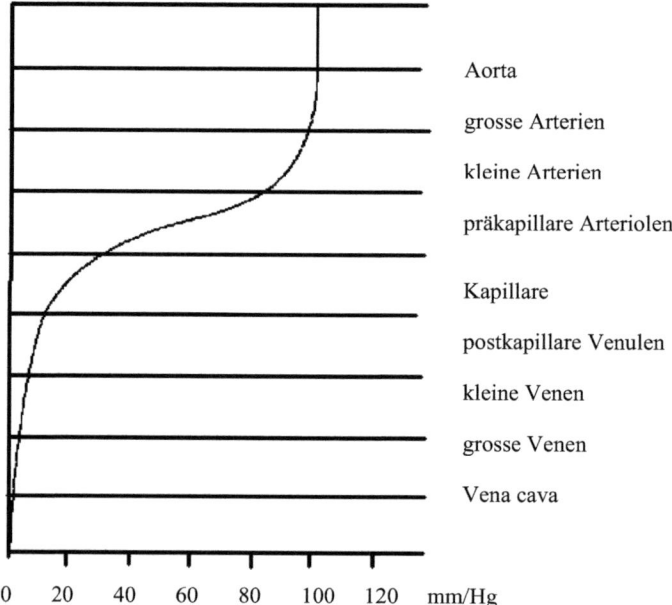

Bild 5: Druckverhältnisse in den Gefäßen

Im Kapillargebiet findet der Austausch von Nährstoffen, Sauerstoff einerseits und Kohlendioxid sowie Stoffwechselabbauprodukten andererseits, statt. Damit dies gelingt, muss die Kapillarwand sehr dünn sein.

Die Kapillarwand wirkt dabei wie eine semipermeable Membran und ist für kleinere Moleküle durchlässig. Für großmolekulare Stoffe wie Eiweiße, ist sie beim gesunden Menschen nur sehr eingeschränkt durchlässig.
Ultrafiltration und Reabsorption stehen annähernd im Gleichgewicht.
Ein „echtes" Gleichgewicht (Starling -Gleichgewicht) herrscht aber nur dann, wenn das Lymphgefäßsystem mit seiner Sicherheitsventilfunktion einspringt.
Die treibende Kraft für die Ultrafiltration ist der Blutkapillardruck. Im arteriellen Schenkel ist der BKD höher als der kolloidosmotische Druck der Plasmaproteine im Blut. Dadurch kann Flüssigkeit von den Eiweißkörpern gelöst werden und ins Interstitium abgepresst werden. Die effektiv ultrafiltrierende Kraft ergibt sich also aus dem BKD minus dem Interstitiellen Druck (ID). Durch Ultrafiltration verlassen pro Minute 16 ml Wasser die Fläche der arteriellen Blutkapillarschenkel. Die gesamte filtrierte Flüssigkeit ist das Bruttoultrafiltrat, wovon etwa 90% resorbiert wird. Die restlichen 10% bilden das Nettoultrafiltrat, was nur über das Lymphgefäßsystem rückgeführt werden kann.
Die treibende Kraft für die Resorption ist der kolloidosmotische Druck der Plasmaproteine im Blut. Im venösen Schenkel ist der KOD_p höher als der BKD, wodurch ein Wiedereintritt von Flüssigkeit in die Blutkapillare gewährleistet wird. Die effektiv resorbierende Kraft ergibt sich damit aus KOD_p minus KOD_i (Földi/Stößenreuther 2000, 22-28).

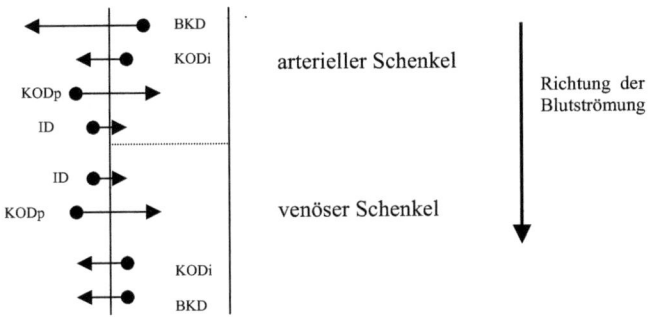

Bild 6: ultrafiltrierende und reabsorbierende Kräfte im Kapillargebiet.
  Die Länge der dargestellten Vektoren entspricht der jeweiligen Stärke des Drucks
  (vgl. Földi/Stößenreuther 2000, 25)

3 Insuffizienzformen des Lymphgefäßsystems

3.1 Dynamische Insuffizienz / Hochvolumeninsuffizienz

Die Dynamische Insuffizienz stellt die häufigste Lymphgefäßinsuffizienzform dar.
Dabei ist das Gefäßsystem gesund, kann aber die kurzfristig zu hohe lymphpflichtige Last nicht bewältigen. Die normal vorhandene Transportkapazität reicht in diesem Fall nicht aus, das erhöhte Nettoultrafiltrat aufzunehmen. Die Lymphpumpe, die nur eine bestimmte Leistung erbringen kann und die Lymphkapillaren, die in ihrer Füllungsphase nur eine bestimmte Flüssigkeitsmenge aufnehmen können, begrenzen die Transportkapazität der Lymphgefäße. Durch lang anhaltende Höchstbelastung steigt der Druck in den Lymphgefäßen an, was zu Schäden an Klappen und Wänden führen kann. So kann sich aus der dynamischen Insuffizienz nach einiger Zeit eine Sicherheitsventilinsuffizienz entwickeln.

Im Befund kann man ein weiches, dellenhinterlassendes Ödem feststellen (Földi/Stößenreuther 2000, 47-49).
Beispiele: Thrombose, Chronisch venöse Insuffizienz Stadium I und II, Herzinsuffizienz, Hypoproteinämie, Nephrotisches Syndrom, Morbus Crohn

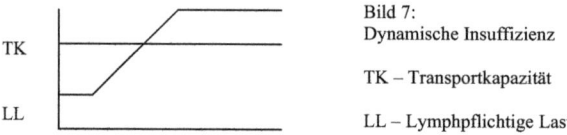

Bild 7:
Dynamische Insuffizienz

TK – Transportkapazität

LL – Lymphpflichtige Last

3.2   Mechanische Insuffizienz / Niedrigvolumeninsuffizienz

Diese Unterfunktion des Lymphgefäßsystems lässt sich auf organische oder funktionelle Gründe zurückführen. Bei den organischen Ursachen handelt es sich um Schädigungen des Lymphgefäßes durch Verletzungen, Entzündungen, Verringerung der Gefäßanzahl oder Wandschäden.
Bei der funktionellen mechanischen Insuffizienz ist die Kontraktion der Lymphangionmuskulatur bzw. die Klappenfunktion gestört. Dies kann zum Beispiel bei einer Lähmung durch Medikamente entstehen.
Die eingeschränkte Transportkapazität reicht nicht mehr aus, das normal anfallende Nettoultrafiltrat abzutransportieren. Als Folge davon entsteht ein Lymphödem. Dieses beginnt als eiweißreiches Ödem und kann nach längerem Fortbestehen zu einer massiven Gewebsschädigung führen. Hier gilt es, die Komplexe Physikalische Entstauungstherapie so früh wie möglich einzusetzen.
Im klinischen Befund zeigen sich Hautverdickung, Bindegewebsproliferationen und weitere Merkmale der Lymphödeme (Földi/Stößenreuther 2000, 49-51).

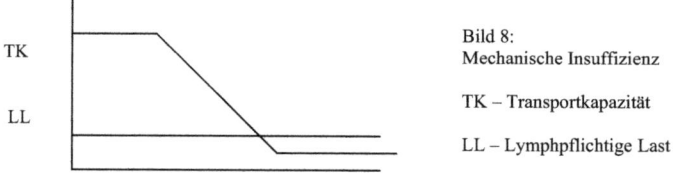

Bild 8:
Mechanische Insuffizienz

TK – Transportkapazität

LL – Lymphpflichtige Last

3.3   Sicherheitsventilinsuffizienz

Diese Form bildet eine Kombination aus der dynamischen und der mechanischen Insuffizienz. Dabei ist die lymphpflichtige Last erhöht und die Transportkapazität stark eingeschränkt.
Diese beiden pathologischen Veränderungen verstärken sich gegenseitig, so dass massive Gewebsschädigungen oder sogar Nekrosen die Folge sind (Földi/Stößenreuther 2000, 51-54).
Beispiele: Chronisch venöse Insuffizienz Stadium III, lymphostatische Elephantiasis

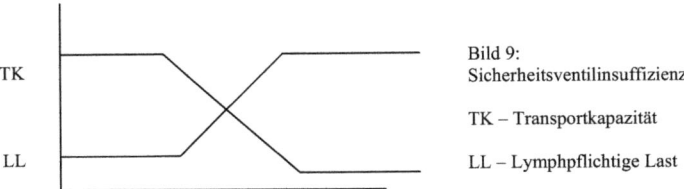

Bild 9:
Sicherheitsventilinsuffizienz

TK – Transportkapazität

LL – Lymphpflichtige Last

TK

LL

4 Klinisches Bild der Ödeme

Ödeme sind Schwellungen, welche durch Flüssigkeitsansammlungen intra- oder extrazellulär hervorgerufen werden. Im Folgenden werde ich mich mit dem extrazellulärem Ödem, das seine Flüssigkeitsansammlung im Interstitium hat, befassen.

Die mechanische Insuffizienz der Lymphgefäße, die zu einem Lymhödem führt, welches eine eiweißreiche interstitielle Flüssigkeitsansammlung ist, stellt die wichtigste Indikation für die Manuelle Lymphdrainage dar. Die hohe Eiweißkonzentration der Ödemflüssigkeit beträgt mehrere g/%. Sie kommt durch die kontinuierlich anfallenden Eiweißkörper aus den Blutkapillaren, welche durch die Lymphgefäße nicht mehr abtransportiert werden können, zustande.

Földi (Földi/Kubik 1989, 215) schreibt: „Ein Lymphödem ist eine Krankheit, alle anderen Ödeme sind lediglich Symptome verschiedener Krankheiten."

Chronische Ödeme führen auf Dauer zu trophischen Störungen des ödematösen Gewebes und der Haut, da der Stoffwechsel verlangsamt ist und die Entsorgung von Schlacken schlechter funktioniert.

Die Entstehung von Ödemen kann durch verschiedene Ursachen bedingt sein:

- Erhöhter hydrostatischer Druck, z.B. durch Thrombose, Herzinsuffizienz, Natrium- oder Wasserretention;
- Störungen des Lymphabflusses (Lymphödem)
- Kapillarwandschäden, z.B. bei Glomerulonephritis
- Hypoproteinämie, z.B. bei nephrotischem Syndrom, Leberparenchymschäden, Hunger
- Veränderung der Kapillardurchlässigkeit, bedingt durch Histaminausschüttung bei allergischer Reaktion (Földi/Kubik 1989, 214-218)

Je nach Ursache werden folgende Ödemformen differenziert:

4.1 Das Lymphödem

Hierbei wird aufgrund einer ungenügenden Lymphangiomotorik (zu wenig Lymphgefäße, fehlgebildete, nicht funktionierende Lymphgefäße) die normale lymphpflichtige Last nicht mehr abtransportiert.

Ein Lymphödem ist ein eiweißreiches Ödem und kann im distalen Bereich der Extremitäten, an der ganzen Extremität, in bestimmten Körperregionen oder generalisiert auftreten.

Klinische Zeichen:

- eindrückbare Delle

- Stemmersches Zeichen: die längere Eiweißanreicherung im Interstitium führt langsam zu einer Hautverdickung (Bindegewebsproliferation), die speziell dorsal an der zweiten Zehe durch eine verbreiterte, abhebbare Hautfalte dokumentierbar ist
- Pigmentierung
- Hautfaltenvertiefung im Gelenkbereich
- Hyperkeratose/Papillomatose (blumenkohlartige, benigne Wucherung)
- Lymphzysten, -fisteln
- Gewebsfibrose, -Sklerose (Vermehrung des Bindegewebes)
- Beim Lymphödem an der Darmwand ist der Fettabtransport mittels des Lymphgefäßsystems gestört (Hutschenreuter 1991, 22)

Durch die Ablagerung der Eiweißkörper im Interstitium kommt es ähnlich wie bei einer Fremdkörperreaktion zu einer chronischen Entzündungsreaktion des benachbarten Bindegewebes, der Haut sowie der Unterhaut. Dies führt zu vermehrter Proliferation sämtlicher beteiligter Zelltypen. Durch das bindegewebig veränderte Gewebe lässt sich im Spätstadium des Lymphödems mit dem Finger keine Delle mehr hereindrücken.

Das Lymphödem kann man in ein primäres / sekundäres bzw. in angeborene und erworbene Defekte einteilen. Missbildungen des Lymphgefäßsystems, die während der Entwicklung des Embryos im Mutterleib entstehen, bezeichnet man als primäre Defekte, was aber nicht unbedingt bedeuten muss, dass ein Lymphödem bereits bei Geburt vorhanden ist (Földi/Földi 1991, 22-29).
Einteilung des primären Lymphödems nach dem Auftrittsalter:
- Lymphoedema congenitum (direkt nach der Geburt)
- Lymphoedema praecox (vor dem 35. Lebensjahr-80%)
- Lymphoedema tardum (nach dem 35. Lebensjahr-20%)

Entsteht ein Lymphödem durch eine bösartige Geschwulst, durch entzündliche Vorgänge, durch eine Verletzung, eine Operation oder Bestrahlung, so bezeichnet man es als sekundäres Lymphödem.

Stadien des Lymphödems:

Stadium I – spontan reversibel, meist genügt ein Hochlagern der Extremität
Stadium II – spontan irreversibel, d.h. ohne Therapie bildet sich das Ödem nicht zurück.
 Weitere Kennzeichen sind zunehmende Hautfaltenvertiefung und gestörte immunologische Abwehr
Stadium III – lymphostatische Elephantiasis mit extrem verdickter Haut, festem fibrotischem Gewebe, nicht dellbar und immer wiederkehrenden Wundroseninfektionen
 Komplikationen: Lymphzysten, -fisteln, Hyperkeratosen

Das unkomplizierte primäre und sekundäre Lymphödem entwickelt auch bei elephantiastischer Ausprägung keine analgetikabedürftigen Schmerzen.
Schmerzen beim Lymphödem können auftreten bei Erysipelfunktion, malignem Lymphödem, radiogener Plexusschädigung oder artifiziellem Ödem (Hutschenreuter 1991, 22-24).

Malignes Lymphödem
Bei einem malignen Ödem liegt eine Blockade im Lymphabfluß vor, hervorgerufen durch direkte Tumorfiltration, durch Metastasen oder durch in die Lymphbahnen geratene Tumorzellen.

Typische Anamnese:
- Rasches Auftreten innerhalb von Tagen oder Wochen
- Schmerzen
- rasche Verschlechterung eines vorbestehenden Lymphödems
- Fehlende Rückbildung auf komplexe physikalische Entstauungsmaßnahmen

Klinischer Befund:
- Zentral betontes Ödem, nach distal absteigend
- Reflexverlust, begleitende Lähmung
- Zunehmende Verkürzung des Schulter-Kopf-Abstandes
- Dumpfe, bohrende Schmerzen
- Kollateralvenenkreislauf
- glasig spannendes, schnell entstandenes Ödem
- zunehmende Einschränkung der Schulter-, Hüftgelenksbeweglichkeit
- leicht erhabene Rötung bei Lymphangiosis carzinomatosa; hämatomartige Flecken bei Angiosarkom (Hutschenreuter 1991, 24)

4.2 Das Lipödem

Das Lipödem ist eine symmetrisch an beiden Beinen auftretende schmerzhafte Fettgewebsvermehrung. Es tritt ausschließlich bei Frauen auf. Die Schwellung erstreckt sich häufig reithosenartig von den Beckenkämmen bis zu den Knöcheln mit charakteristischen Merkmalen der Cellulitis (Orangenhaut, Matzratzenphänomen). Die Lymphkapillaren müssen sich korkenzieherförmig um die vermehrten Fettzellen schlängeln. Die Fettzellen blockieren dabei die prälymphatischen Kanäle. Dadurch wird die Totalkapazität des Lymphgefäßsystems erniedrigt und die Lymphbildung gestört. Die Wasser- und Eiweißlast steigt an und die Lymphgefäße altern schneller als bei Gesunden. Vor allem ab dem 40. Lebensjahr gibt es die Gefahr des Übergangs zum Lipo-Lymphödem (Földi/Kubik 1989, 255-258).

4.3 Das zyklisch–idiopathische Ödem

Die Ursache für das Auftreten dieses Ödems liegt vor allem in einer hormonellen Dysbalance des weiblichen Geschlechts. Diuretika-Abusus über mehrere Jahre kann ebenfalls zum Zyklisch – Idiopathischen Ödem führen.
Flüssigkeitseinlagerungen treten besonders im Gesicht, an Händen und Brüsten oder generalisiert auf und können zu einer Gewichtszunahme von 6-8 kg führen. Das Zyklisch – Idiopathische Ödem ist ein ernstzunehmendes Krankheitsbild und vom „normalen" prämenstruellen Syndrom abzugrenzen (Földi/Kubik 1989, 261-265).

4.4 Das Phlebödem

Durch eine abgelaufene tiefe Beinvenenthrombose bleiben oft Schäden an den Klappen des venösen Systems zurück. Diese Klappenschäden bilden oft die Grundlage für das postthrobotische Syndrom, das wiederum für die chronisch venöse Insuffizienz verantwortlich ist. Die chronisch venöse InsuffizienZ (cvI) lässt sich in mehrere Stadien einteilen.

Phase I:
Der Körper reagiert auf den Thrombotischen Verschluß mit der Bildung von Umgehungskreisläufen. Die Lymphgefäße reagieren auf das Mehr an lymphpflichtiger

Wasserlast mit ihrer Sicherheitsventilfunktion (lymphatische Kompensation). Die Patienten befinden sich in einer Latenzphase und sind weitgehend beschwerdefrei.

Phase II:
Da im ersten Stadium sehr häufig keine adäquate Kompressionsbehandlung durchgeführt wird, kommt es allmählich zur Insuffizienz der Umgehungskreisläufe. Die überlasteten, oberflächigen Varizen erweitern sich krankhaft (sekundäre Varizenbildung). Die Patienten klagen in diesem Stadium über geschwollene Beine, vor allem in der zweiten Tageshälfte. Dieses eiweißarme Ödem (phlebo-lympho-dynamisches Ödem) entsteht auf Grund einer dynamischen Insuffizienz der Lymphgefäße. Dies bedeutet, dass die Lymphgefäße in diesem Stadium noch gesund sind, jedoch nicht in der Lage sind, die stark erhöhte lymphpflichtige Wasserlast abzutransportieren. Nach längerer Hochlagerung, z.B. über Nacht, verschwindet das Ödem noch.

Therapie in Phase I und II ist eine Kompression, Bewegung in der Kompression und andere physiotherapeutische Maßnahmen (Hydrotherapie, Lagerung).

Phase III:
Erfolgt auch weiterhin keine adäquate Behandlung, kommt es zum Fortschreiten der pathophysiologischen Prozesse. Der ständig erhöhte Blutkapillardruck führt zur Erkrankung der Blutkapillaren. Ihre Permeabilität gegenüber Eiweiß erhöht sich (Anstieg der lymphpflichtigen Eiweißlast). Die andauernde Überlastung der Lymphgefäße sowie das Übergreifen von entzündlichen Prozessen an den Venen auf Lymphgefäße, führen zur Reduktion der lymphatischen Transportkapazität.
Durch die ständig erhöhten Lymphpflichtigen Lasten und die Schädigung der Lymphgefäße kommt es zur Sicherheitsventilinsuffizienz. Es entsteht ein eiweißreiches Ödem (phlebo-lymphostatisches Ödem) mit der üblichen Bindegewebsproliferation. Mit Fortschreiten der Erkrankung kommt es zu nekrobiotischen Prozessen – ein ulcus cruris venosum entsteht.
Die Therapie sollte neben Manueller Lymphdrainage, Kompression, Bewegungstherapie in der Kompression noch weitere Hydortherapiemaßnahmen enthalten. Eine Behandlung des ulcus cruris venosum sollte nur nach ärztlicher Anordnung erfolgen (Hutschenreuter 1991, 72-28).

4.5   Das cardiale Ödem

Aufgrund einer Rechtsherzinsuffizienz gibt es einen Blutrückstau in den rechten Vorhof, welcher auch die beiden Hohlvenen und letztendlich alle Venen des Körpers erfasst. Es besteht die Gefahr einer hinzukommenden Linksherzinsuffizienz. Die Komplexe Physikalische Entstauungstherapie ist beim cardialen Ödem absolut kontraindiziert (Földi/Kubik 1989, 276).

Befund:
• Halsvenenpulsation
• periphere Ödeme (prätibial, evtl. präsakral)
• gastrointestinale Störungen
• Stauungsleber

4.6   Das renale Ödem

Bei unzureichender Funktion der Nieren kommt es häufig zum Ödem. Meistens ist eine Erkrankung der Glomerularkapillaren für die erhöhte Permeabilität von Eiweißkörpern verantwortlich. Über die Harnausscheidung gehen Eiweißkörper verloren. Die Nettoultrafiltration im gesamten Körper erhöht sich. Beim Versagen der Sicherheitsventilfunktion der Lymphgefäße treten Ödeme im Gesicht, v.a. im Bereich der Lider, später auch in Körperhöhlen bzw. generalisiert auf. Manuelle Lymphdrainage ist bei diesem Krankheitsbild nicht angezeigt (Földi/Kubik 1989, 272-274).

4.7 Das entzündliche Ödem

Entzündete Körperbereiche weisen oft lokale Schwellungen auf, da die lymphpflichtige Last wegen Abwehrreaktionen erhöht ist. Verläuft die Entzündung chronisch, kommt es aufgrund der Stoffwechselschlackenbelastung zur organischen und funktionellen Störung des Lymphabflusses mit einer Ödembildung. Akute Entzündungen, die durch pathogene Keime hervorgerufen werden, (Bakterien, Viren, Pilze) gelten als Kontraindikation bei der Manuellen Lymphdrainage, da eine Ausdehnung der Infektion zu befürchten wäre. Bei postoperativen Schwellungszuständen und Hämatomen hingegen zeigt die Manuelle Lymphdrainage äußerst positive Wirkungen (Földi/Kubik 1989, 304-307).

4.8 Ödeme bei neurologischen Erkrankungen

Motorische Nervenstörungen können Ödeme im betroffenen Bereich bewirken, da Gelenk- und Muskelpumpen ausfallen. Oft ist eine passive Hyperämie vorhanden, die eine Anreicherung der Flüssigkeit im Interstitium zur Folge hat. Meistens besteht gleichzeitig eine Störung des vegetativen Nervensystems und damit eine Dysfunktion der Lymphgefäße (Földi/Kubik 1989, 308).

4.9 Das hepatogene Ödem

Vor allem Leberzirrhosen bedingen durch reduzierte Eiweißsynthese (weniger Wasser wird im Blut gehalten und tritt ins Interstitium) und durch Pfortaderstau die Bildung von Ödemen.

4.10 Das allergische Ödem

Allergische Ödeme bilden sich aufgrund von Schleimhautbelastungen oder entzündlichen Vorgängen. Bei dieser Ödemform reicht es sicher nicht aus, symptomatisch das Lymphsystem zu behandeln.
Hintergründe für Allergien lassen sich im Verdauungstrakt (Säure-Basen-Gleichgewicht), im hormonellen System, im Vegetativum finden, eventuell auch bei den entgiftenden Stoffwechselorganen (Földi/Kubik 310-319).

5 Die Behandlung durch Komplexe Physikalische Entstauungstherapie

5.1 Die 2-Phasen Therapie der KPE

Die Komplexe Physikalische Entstauungstherapie ist eine Kombination aus ML, begleitender Kompressionstherapie, Hautpflegemaßnahmen, entstauenden Bewegungsübungen und krankengymnastischen Behandlungen in Kompression.

Phase 1 = Phase der Entstauung /Volumenreduktion

In der ersten Phase wird täglich behandelt und die Kompressionsbandagen dem Ödem immer wieder neu angepasst. Zur Behandlung zählen die Sanierung der Haut, ML, Hautpflege, Bandagierung und Krankengymnastik in Kompression.
In dieser Phase sollte der Patient die Selbstbandage erlernen, damit er zunehmend unabhängiger wird.
Die Phase 1 ist beendet, wenn sich die Umfänge des Ödems nicht mehr verringern. Sie wird weitergeführt bis zur Versorgung des Patienten mit Kompressionsstrümpfen.

Phase 1 muss im Krankenhaus erfolgen, wenn:
- der Patient gebrechlich bzw. immobil ist oder größte Schweregrade bei ihm vorhanden sind
- behandlungsbedürftige Begleiterkrankungen vorliegen
- ein malignes Lymphödem diagnostiziert wurde
- ein fachkundiger Arzt nicht vorhanden ist oder er nicht mehrfache Behandlungen verordnet, welche täglich nötig wären
- die Physiotherapeutische-Praxis zu weit entfernt ist
- ein schweres Lymphödem im Kleinkindalter auftritt

Phase 2: = Konservierung und Optimierung des Erfolgs aus Phase 1

Um den Erfolg der vorrangegangenen Behandlungen zu sichern, ist es erforderlich einen maßangefertigten Kompressionsstrumpf täglich zu tragen.
ML ist im allgemeinen nur 1-2 mal wöchentlich nötig, bzw. eine Serie im Quartal.
Je nach Bedarf werden KG und Hautpflege durchgeführt (Hutschenreuter 1991, 136-138).

5.2   Der Wirkungsmechanismus der ML

Wirksamkeit der ML/KPE:
Jedes Lymphödem ist ein eiweißreiches Ödem auf Grund einer mechanischen Insuffizienz des Lymphgefäßsystems. Durch diese organische Schädigung sinkt die TK. Mit Hilfe der ML ist es möglich die Lymphbildung und die Lymphangiomotorik zu steigern und interstitielle Flüssigkeit zu verschieben..
Die wissenschaftliche Grundlage dafür ist, dass man mit der ML einen Zugreiz auf das Lymphangion setzt. Dadurch verändert sich die Wandspannung. Damit wird die Frequenz und Amplitude der Pulsation des Lymphangions gesteigert und ein verbesserter Lymphfluss erzielt. Dieser ist mit der Lymphszintigraphie nachweisbar.
Die lymphpflichtige Last und damit das Eiweiß können besser abtransportiert werden. Dies ist besonders wichtig, damit keine sekundären Gewebeschäden entstehen (Fibrosierung). Deshalb sollte auch immer möglichst früh mit der Therapie begonnen werden (Földi/Stößenreuther 2000, 99-102).

5.3 Grifftechniken der ML

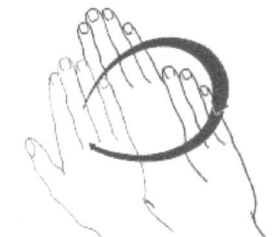

Bild 10: Stehender Kreis

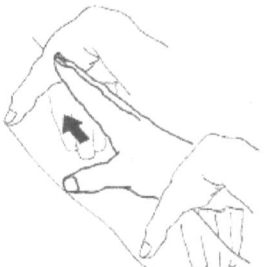

Bild 11: Pumpgriff

Bei der manuellen Lymphdrainage kann man die 4 „Vodderschen Grundgriffe" unterscheiden:
stehender Kreis,
Pumpgriff,
Schöpfgriff,
Drehgriff

Der Ablauf aller vier Griffe folgt einem gemeinsamen Grundschema. Dabei unterscheidet man Schub- und Entspannungsphase, welche gleichmäßig und ohne Unterbrechung ineinander übergehen.
Die Schubphase setzt einen sanften, kreisförmigen Dehnreiz auf die Haut. Dieser überträgt sich auf die Lymphgefäße im Unterhautgewebe, was zur Steigerung der Lymphangiomotorik beiträgt und somit einen verbesserten Lymphabfluß zur Folge hat.
Bei der nachfolgenden Entspannungsphase bleibt nur noch der Hautkontakt bestehen.
Je nach behandelter Körperregion kommen unterschiedliche Griffe zum Einsatz.
So werden zum Beispiel der Pump- und der Schöpfgriff besonders an den Extremitäten eingesetzt. Der stehende Kreis und der Drehgriff finden am Rumpf ihre Anwendung.
Zu beachten ist, dass man sich langsam in das ödematöse Gebiet vorarbeitet, d.h. also mit der Vorbehandlung der regionären Lymphknoten beginnt und sich dann von proximal nach distal in das Ödem einschleicht.
Jeder Griff wird 5-7 mal auf der Stelle im Ein-Sekunden-Rhythmus ausgeführt, bevor man distal weiterarbeitet. Die behandelte Region arbeitet man 3-4 mal nach, was einen Wechsel von distal nach proximal bedeutet.

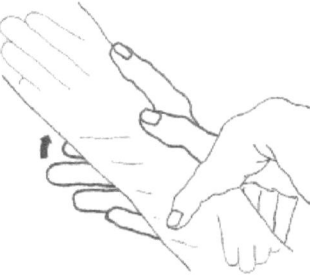

Bild 12: Schöpfgriff

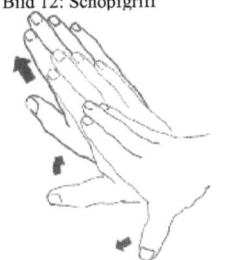

Bild 13: Drehgriff
(Hutschenreuter 1991, 104-107)

5.4 Wirkungsmechanismus der Kompressionsbandage

Durch eine Kompression wird der Gewebedruck erhöht und demzufolge der effektive ultrafiltrierende Druck (euD) gesenkt. Vor allem in Kombination mit Bewegung tritt eine Verbesserung des venösen und lymphostatischen Rückflusses ein.

Vorhandene Klappeninsuffizienzen werden in der Kompression durch Verengung des Venenlumens ausgeglichen.

Der erreichte Erfolg mit der ML bleibt erhalten, das Ödem kann nicht wieder absacken und somit wird ein Reflux verhindert. Darüber hinaus bewirkt die Kompression eine Verteilung lokaler Ödeme und sorgt damit für eine Vergrößerung der Resorptionsfläche.

Eine Thromboseprophylaxe wird erzielt, indem während der Kompression eine schnellere Strömungsgeschwindigkeit des venösen Blutes erreicht wird.

Durch das Einlegen von Schaumstoffpolstern gelingt es lymphostatische Fibrosen zu lockern.

Abschließend ist zu konstatieren, dass durch die Kompression der interstitielle Druck steigt (ID), der Blutkapillardruck (BKD) sinkt und dadurch der effektiv ultrafiltrierende Druck (euD) und das Nettoultrafiltrat abnehmen (Földi/Stößenreuther 2000, 100-104).

5.5 Materialien der Kompressionsbandage

1.   Baumwollschlauch: Als erstes wird ein schweißaufsaugender Baumwollschlauch über die Extremität gezogen. Dieser bietet Schutz vor Allergien.
2.   Polsterung: Hochgebauschte Vliespolsterbinden / Watte umhüllen die Extremität und verhindern dadurch Einschnürungen und Wundscheuern. Diese Polsterung muss auch zwischen tiefe Falten gelegt werden (kann durch Schaumstoffe ersetzt werden). Da ohne Polsterung der Druck nur an Vorsprüngen anliegt, nicht aber in den Vertiefungen, ist es deshalb notwendig für gleichmäßige Druckverteilung zu sorgen.
Komprex (Latex-Schaum) oder Artifoam dienen zur lokalen Drucksteigerung bzw. zum Ausgleichen von Körperunebenheiten. Außerdem können sie zur Lösung von Fibrosen beitragen.
3.   Binden: Zum Bandagieren von Fingern und Zehen werden Mullbinden benutzt. Zur eigentlichen Kompressionsbandage verwendet man Kurzzugbinden. Diese haben einen hohen Arbeitsdruck und einen niedrigen Ruhedruck. Deshalb sind sie gut für eine Dauerkompression geeignet. Langzugbinden sind für die Kompressionstherapie nicht geeignet. Sie haben einen niedrigen Arbeitsdruck, einen hohen Ruhedruck und somit entsteht ein ungünstiges Widerlager. Infolgedessen sind sie für die Patienten unangenehm zu tragen und werden sehr schnell abgewickelt.
Für Leibtouren und zur Fixation der Oberschenkelbandagen werden Idealbinden eingesetzt. Sie bedingen eine weniger starke Kompression.
Zu beachten ist, dass der Druck der Bandagierung von distal nach proximal stetig abnimmt. Des weiteren muss die Kompressionsbandage funktionell sein, d.h. sie darf keine Bewegungseinschränkung zulassen, darf nicht scheuern oder reiben, da es sonst durch Hautläsionen zu gefährlichen Erysipelen kommen kann.
Wenn das Lymphödem so weit wie möglich reduziert ist und die Umfänge nicht mehr abnehmen, sollte eine maßgefertigte Strumpfversorgung erfolgen. Diese Strümpfe müssen täglich getragen werden und in individuell unterschiedlichen Abständen sollten Serien mit ML + KPE zwischengeschaltet werden.
Kompressionsstrümpfe gibt es in den Kompressionsklassen 1 - 4 in verschiedene Größen (Hutschenreuter 1991, 119-127).

23

5.6 Indikationen und Kontraindikationen der KPE

Indikationen für ML + Kompression + Bewegung in Kompression

- Lymphödem
- Lipödem
- Lipo-Lymphödem
- CVI Stadium III (Phlebo-lymphostatisches Ödem)
- Phlebo-Lipo-Lymphödem
- zyklisch-idiopathische Ödemsyndrome (+ internistische Therapie)

ML als Ergänzung zu anderen Therapiemaßnahmen

- Erkrankungen des Bewegungsapparates (rheumatischer Formenkreis)
- Sklerodermie
- posttraumatisches/ postoperatives Ödem. Hämatome
- Morbus sudeck
- lymphostatische Encephalopathie
- lymphostatische Enteropathie

Kontraindikation:	Folgen:
• *ML* absolute Kontraindikationen:	
kardiales Ödem	Ödemflüssigkeit wird durch ML mobilisiert, die Blutmenge steigt und dadurch entsteht eine Mehrbelastung des Herzens. Das Herz wird noch insuffizienter, es kann zur Linksherzinsuffizienz führen, welche ein Lungenödem zur Folge haben kann. Im schlimmsten Fall führt es zum Erstickungstod.
akute Entzündung durch pathogene Keime	Streuung der Bakterien, Viren oder Pilze im Körper
relative Kontraindikation:	
maligne Prozesse	Krebstherapie steht im Vordergrund
Halsbehandlung: über 60 Jahre	bei Arteriosklerose kann es zur Embolie führen
Hyperthyreose	Schilddrüsenhormone im Kreislauf führen zu lebensbedrohlicher thyreotoxischer Krise

Überempfindlichkeit des Sinus caroticus/ Herzrhythmusstörungen	bei Blutdrucksteigerung erfolgt Drosselung der Herztätigkeit um den Blutdruck zu senken. Bei Überempfindlichkeit kommt es durch Druck auf den Sinus caroticus zu starkem Blutdruckabfall bis zum Kollaps.
Bauchbehandlung: Schwangerschaft	eventuell Fehlgeburt
Periode	starker Blutverlust
Asthma, Epilepsie	durch vertiefte Atmung wäre Anfall möglich
Beckenvenenthrombose	Lungenembolie
Bauchaortenaneurishma	Ruptur möglich
Strahlenzystitis/Strahlencolitis	Fibrose und Sklerose liegt eventuell vor, bei Druck ist Perforation möglich
Spirale	kann verrutschen und ist nicht mehr wirksam
• *Kompressionsbandage*	
kardiales Ödem	siehe ML
arterielle Verschlusskrankheit	Mangeldurchblutung bis Nekrose
relativ: arterieller Bluthochdruck, Koronarsklerose	Blut kann nicht in der Peripherie versacken, dadurch steigt die Blutmenge und der Blutdruck, was eine schlechte Auswirkung auf den Herz-Kreislauf zu Folge hat.

(Földi/Stößenreuther 2000, 69)

5.7   Die KPE am Behandlungsbeispiel des sekundäres Armlymphödem nach Brustkrebstherapie

Voraussetzung für eine Behandlung durch Komplexe Physikalische Entstauungstherapie ist die Therapieanweisung vom Arzt.
Der Behandler (Pt/Masseur) muss bei seiner ersten Behandlung eine genaue klinische Untersuchung vornehmen. Diese gliedert sich in Anamnese, Inspektion, Palpation. Der Krankengymnast bzw. Masseur sollte auf akut auftretende Schmerzen oder Pilzinfektionen achten. Diese müssen vorher behandelt werden. Darüber hinaus sollte er die bekannten Kontraindikationen beachten und wichtige Informationen zum Krankheitsverlauf erfragen. Anschließend hat das Vermessen des Armes im Seitenvergleich zu erfolgen. Ein angestauter

Rumpfquadrant ist zu dokumentieren. Da eine Strahlenfibrose oder Narben den Lymphfluss unterbrechen, bestimmen sie durch ihre Lage, die im Anamneseblatt eingezeichnet werden muss, maßgeblich den Behandlungsaufbau. So ist dabei zu beachten, das bei einem sekundären Armlymphödem nach Ablatio mammae nicht über Narbengewebe oder eine Strahlenfibrose hinweg gearbeitet werden kann. Ebenfalls darf nicht zu den regionären axillären Lymphknoten hingearbeitet werden, wie man es bei einem Gesunden tun würde, sondern vielmehr zu den gleichseitigen inguinalen und den benachbarten axillären Lymphknoten. Schließlich sollte der Behandler beim sekundären Armlymphödem nach Brustkrebsoperation auf diverse rezidive Zeichen achten, die sich zum Beispiel im verringerten Schulter-Ohr-Abstand bzw. in einer angestauten Claviculargrube äußern.

Der Behandlungsaufbau teilt sich wie in 5.1 in eine 2-Phasen-Therapie auf. Dabei sollte die Patientin in Phase 2 mit einem Armstrumpf versorgt werden.

Die ML beginnt mit einleitenden Streichungen (Effleurage) zur Kontaktaufnahme. Dabei befindet der Patient sich in Rückenlage. Unter Beachtung der Kontraindikationen beginnt man mit der Vorbehandlung am Hals. Hierbei werden ausschließlich der stehende Kreis als Griff angewendet. Um die Vasomotorik zu steigern, werden die Schultergürtel beiderseits durchbewegt.

Nun beginnt man mit dem zentralen Teil der Behandlung. Die Lnn. axillares werden auf der gesunden Seite durch stehende Kreise aktiviert, danach folgt auf dieser – der gesunden Seite - die Brustbehandlung. Dabei können Drehgriff, stehender Kreis oder Pumpgriff eingesetzt werden. Nun arbeitet man sich über die Wasserscheide beginnend zur operierten Seite vor. Dies hat zum Ziel, Anastomosen oder Kollateralverbindungen zu gesunden Abschnitten zu schaffen. Stück für Stück versucht man den Rumpfquadranten zu entstauen. Dabei sollte der Schub immer zur gesunden Seite erfolgen. Man arbeitet also axillo-axillär, d.h. von den operierten zu den gesunden axillären Lymphknoten. Danach arbeitet man zu den Lnn. inguinales auf der erkrankten Seite, mit dem Ziel axillo-inguinale Anastomosen auszubilden. Dazu werden vor allem Drehgriff und stehender Kreis verwendet, wobei sich der Patient in Seitlage befindet. Anschließend werden noch Griffe mit den Fingerspitzen im Intercostal- und Parasternalbereich auf der erkrankten Seite angewandt, da hier der Abtransport über tiefe Lnn. erfolgen kann. Zum Schluss arbeitet man mit dem 90° Griff nach, d.h. eine Hand entstaut in Richtung Lnn. inguinales auf der betroffenen Seite, die andere arbeitet zu den Lnn. axillares der gesunden Seite. Die entstauende Behandlung am Arm macht erst Sinn, wenn der betroffene Rumpfquadrant an Ödemflüssigkeit durch Anastomosenausbildung in andere Tributargebiete abfließen kann. Trotzdem sollte ab der ersten Behandlung der Arm gewickelt und auf Hautpflege geachtet werden ; vor allem ist mit Bewegungsübungen in Kompression die Vasomotorik zu steigern (Földi/Földi 1991, 54-65).

6   Literatur- und Quellenverzeichnis

Földi, M., Kubik, S. (Hrsg.):
  Lehrbuch der Lymphologie. Stuttgart 1989.

Földi, M., Földi, E.:
  Das Lymphödem (5. Auflage). Stuttgart 1991.

Földi, M., Stößenreuther,R.:
  Grundlagen der manuellen Lymphdrainage (2.Auflage). München 2000.

Hutschenreuter, P. et al.:
  Lymphologie für die Praxis. Stuttgart 1991.